MÉMOIRE

SUR LES

POLYPES DE L'URÈTRE

ET

DE LA VESSIE.

par Nicod

MÉMOIRE

SUR LES

POLYPES DE L'URÈTRE

ET

DE LA VESSIE,

Par P. L. A. Nicod,

ANCIEN CHIRURGIEN EN CHEF DE L'HÔPITAL BEAUJON, etc.

Les livres seraient bien plus utiles qu'ils ne sont, si l'on ne donnait au public que ce que l'on a vu et pratiqué, en rapportant les choses avec sincérité et bonne foi.

(PAUL PORTAL, 1685, *Obs. sur la pratique des accouchemens.*)

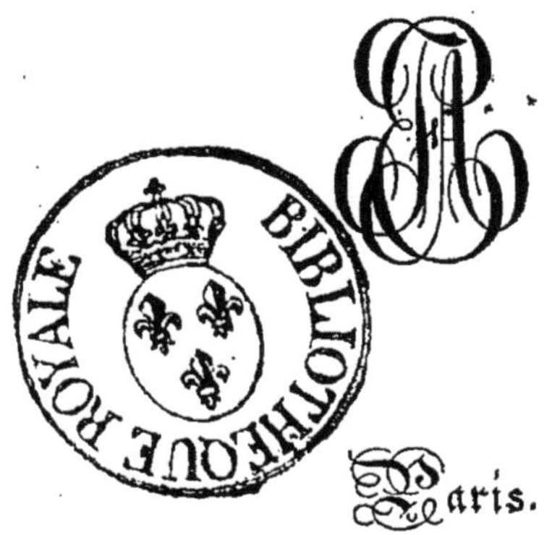

Paris.

ÉVERAT, IMPRIMEUR-LIBRAIRE,
rue du Cadran, N° 16.

1827.

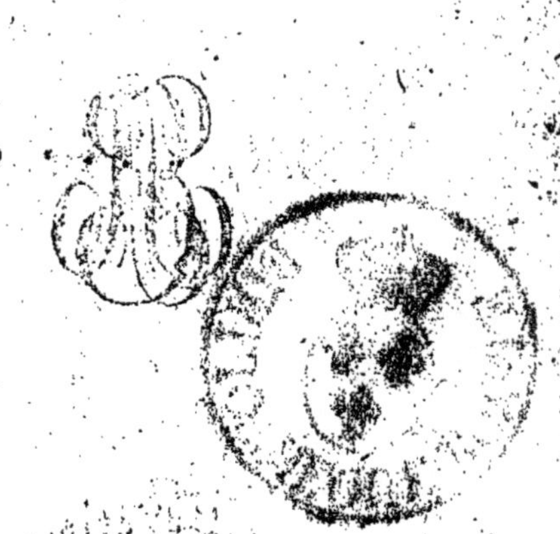

INTRODUCTION.

En suivant le conseil de Zimmermann, qui recommande aux médecins de *pratiquer avec raisonne-
ment* et de *parler en praticien*, il me suffira aujour-
d'hui, pour fixer l'attention des médecins probes,
de faire connaître un fait nouveau bien authentique,
sur un genre de maladies qui affectent l'espèce hu-
maine depuis des siècles, sans qu'on soit parvenu à
les *détruire à volonté*, comme un heureux hasard
m'en a fourni l'occasion. Je dis à volonté, parce que
la suite de ce Mémoire fera connaître qu'un malade
a détruit (sans se douter de ce qu'il faisait) la plus
grande partie de son polype, et que d'autre part ces
maladies sont si fréquentes que je puis affirmer que
les médecins en ont guéri beaucoup sans savoir ce
qu'ils faisaient avec *leurs sondes et leurs bougies*,
seulement dans le dessein de dilater l'urètre. Aussi
c'est pour faire cesser autant qu'il est en moi les
funestes effets d'une si grande erreur, que je destine

un don de TROIS CENTS FRANCS à l'anatomiste qui, le premier, démontrera, *implanté* dans l'urètre, un fongus *mou* ou un fongus *dur*, comme j'en ai déjà rencontré des variétés dans ma pratique sur le vivant : de plus un prix de DEUX CENTS FRANCS à celui qui démontrera le premier un fongus rameux de la vessie, dont les divisions ou branches soient naturelles. Tous les auteurs modernes français, sans exception, qui ont écrit sur les maladies des voies urinaires et les progrès de la chirurgie, ne font aucune mention des fongus ou polypes de l'urètre ; s'ensuit-il de là que la membrane interne de ce canal (qui n'est qu'un prolongement de la peau, ainsi que celle de là vessie, des cavités nasales et pulmonaires), ne puisse être affectée de maladies analogues aux polypes vésiculeux du nez ? Non, certainement, car partout où il y a analogie d'organisation, l'on rencontre aussi analogie de maladie. Aussi la découverte que j'ai faite en France en 1825, ne prouve-t-elle pas que la maladie que j'ai l'honneur de signaler aux médecins, est d'une nouvelle origine. Elle n'est une découverte que relativement à l'état actuel des connaissances médicales en France. Elle servira à prouver que dès le xve siècle, les guerres et les vices des gouvernemens qui ont dominé depuis cette époque, avaient ramené une barbarie qui a fait rétrograder les sciences, puisque vers le milieu du xvie siècle, Ferri enseignait toutes les variétés de leurs caractères physiques, et les a décrites avec la plus grande exactitude (1). Des caractères physiques si distincts, dont on retrouve

---

(1) En 1553, Alphonse Ferri, médecin napolitain, fit imprimer à Lyon, chez Mathieu Bonhomme, in-4°., un Traité en dix chapitres, intitulé : *De Carunculâ, sive callo quæ cervici vesicæ innascuntur.* Voici le passage qui m'a prouvé que de son temps on connaissait déjà les diverses variétés que vingt-cinq observations m'ont confirmées en moins de deux ans : « *Caruncula innata cervici vesicæ, sive callus, malæ compositionis ægritudo est in urinæ itinere, cùm (exempli gratiâ) vel sponte naturâ, vel ob incuriam medentis, sive ægri initio morbum negligentis, caro ex præcedenti solutione continui, incrementum suscipit, cujus propter additamentum urinæ fistula angustior redditur, atque ita urina supprimitur sive caruncula uniusmodi, sive diversi generis sit, ut sincera, ut mollis, ut dura, aut fungosa, aut rotunda, aut cum albedine callosa, verucosa, porosaque, aut alterius modi ingenita tùm profunda cùm evidenti duritie aut summa, quarum per se quælibet de sui remotione ac diminutione indicat.* »

ailleurs que dans le canal de l'urètre des analogies frappantes, seront démontrés en partie par mes observations particulières (et je n'en doute plus aujourd'hui), par la pratique des chirurgiens qui voudront prendre en mes écrits la confiance que je crois mériter.

Un premier fait fera connaître deux variétés de carnosités engendrées dans l'urètre (*Voy*. Ire Obs.).

La 2e Obs. fournira un exemple de polype de l'urètre sans aucune complication.

La 3e Obs. donnera l'exemple d'un catarrhe vésical, causé par un polype de l'urètre, sans cause vénérienne, guéri par 15 cautérisations en 50 jours.

La 4e donnera la preuve de carnosités commençantes chez un jeune homme de 19 ans.

La 5e, l'exemple de brides chez un homme de 49 ans, qui n'avait jamais fait usage de sonde ni de bougie.

La 6e, l'exemple d'un malade qui a détruit lui-même la plus grande partie de ses fongus.

MÉMOIRE

SUR LES

POLYPES DE L'URÈTRE

ET DE LA VESSIE.

Par P. L. A. NICOD,

ANCIEN CHIRURGIEN EN CHEF DE L'HÔPITAL BEAUJON, etc.

Les livres seraient bien plus utiles qu'ils ne sont, si l'on ne donnait au public que ce que l'on a vu et pratiqué, en rapportant les choses avec sincérité et bonne-foi.

(Paul Portal, 1685., *Obs. sur la pratique des accouchemens.*)

ORIGINE D'UNE DÉCOUVERTE EN MÉDECINE.

PREMIÈRE OBSERVATION.

Rétrécissement du canal de l'urètre au-delà de sa courbure sous-pubienne, compliqué de catarrhe vésical depuis plusieurs années et de polypes implantés dans l'urètre et la vessie.

Le maréchal-de-camp Darsonval, âgé de 63 ans, d'une forte constitution, ayant quarante-huit années de service militaire, fut tourmenté pendant vingt ans par cette inflammation du tissu fibreux, que l'on appelle vulgairement la goutte. Les membres et autres parties du corps furent successivement affectés de douleurs plus ou moins intenses, qui varièrent tant de fois au gré de ses médecins, qu'il me fut impossible de préciser l'époque de l'invasion de son catarrhe de vessie. Il me suffira de dire, que, jusqu'au commencement de juin 1825, la goutte fut envisagée comme la cause de tous ses maux. Ne croyant pas qu'elle pût particulièrement affecter la vessie, et persuadé que son catarrhe dépendait d'une obstruction de l'urètre, je l'engageai à se rendre à Paris, où il arriva le 17 juin 1825 à 9 heures du soir. Aussitôt après son arrivée, je le vis uriner goutte à goutte avec des efforts les plus pénibles et très-douloureux. Ses urines étaient fétides en sortant de la vessie et contenaient des mucosités glaireuses. Il m'apprit que sa dysurie avait commencé huit jours auparavant par le sentiment d'un besoin continuel d'uriner, qui était devenu de plus en plus assujettissant, au point de le forcer à rendre ses urines toutes les deux heures, rarement à de plus longs intervalles : que les diverses rétentions incomplètes qui l'avaient affligé, n'avaient jamais été combattues par les sondes ni les bougies. Il est à propos de remarquer, que, quoiqu'il eût eu trois ou quatre gonorhées, à la vérité traitées méthodiquement, il ne présentait aucun symptôme vénérien.

Désirant adoucir ses tourmens, je tentai aussitôt d'introduire une bougie fine dans la vessie; mais elle n'y put parvenir. Le lendemain, une sonde exploratrice n° 9, m'indiqua un rétrécissement à 6 pouces 6 lignes du méat urinaire, et que le canal situé en bas ne conservait qu'une demi-ligne de diamètre.

Une bougie de cire jaune étant parvenue à 8 pouces du méat urinaire, nous fit croire qu'elle avait pénétré dans le col de la vessie, parce que le malade rendit plus facilement ses urines, et qu'elles contenaient plus de glaires et d'ammoniaque. — Le 19, la bougie fut un peu courbée à 8 pouces, mais le soir elle s'arrêta à 6 pouces 6 lignes, ainsi que le 20, jour où l'empreinte fut encore semblable à la première.

Le 22, l'empreinte ayant présenté une pointe plus prononcée, je me déterminai à pratiquer la première cautérisation : j'ordonnai de l'orgeat pour boisson, et des pilules de térébenthine, pour ôter à l'urine son odeur insupportable et diminuer aussi les glaires. Le même jour le malade *urina avec moins de douleur dans le canal;* les deux jours suivans n'offrirent rien de remarquable.

Le 25, le malade urinant lentement, mais avec peu de douleur, je fis une deuxième cautérisation, après laquelle il urina plus lentement, mais toujours avec moins de douleur; ce qui prouva deux choses remarquables : 1°. *Qu'une cautérisation bien faite n'enflamme que bien peu les parties environnantes ; 2.° Que souvent le gonflement qui rétrécit l'urètre après la cautérisation, ne prouve pas toujours que cette opération a été mal faite.*

La troisième cautérisation fut pratiquée à 6 pouces 8 lignes, à l'issue d'un bain : elle eut un si bon effet que la quatrième put avoir lieu à 7 pouces 2 lignes. Cette dernière favorisa la sortie d'une plus grande quantité de glaires et d'urines fétides. Néanmoins la dysurie ne diminuait que très-peu.

Du 3o juin au 12 juillet, les empreintes toujours déprimées à droite, plus ou moins applaties et contournées (suivant que j'en variais la grosseur et la consistance), ces empreintes, dis-je, ne varièrent presque pas.

Les cinquième et sixième cautérisations furent pratiquées à 7 pouces 3 lignes.

Les septième et huitième de 7 pouces 3 lignes à 7 pouces 6 lignes. Les douleurs restèrent les mêmes.

La neuvième fut encore pratiquée à 7 pouces 3 lignes, et la dixième à 7 pouces 6 lignes, où le canal de l'urètre n'avait encore qu'une ligne et demie de diamètre. Cette dernière me prouva encore tous les avantages du gros porte-caustique

de Ducamp. Cet instrument rapporta une ex-
croissance, irrégulière à sa surface comme un
morceau de framboise, ayant deux lignes et demie
de diamètre au moment de sa sortie et présentant évidemment l'aspect d'une espèce de ver-
rue. Cette circonstance fit naître l'espoir que
je pourrais bientôt atteindre le col de la vessie.
Attendu que sa santé s'améliorait de semaine
en semaine, je résolus d'exécuter une nouvelle
cautérisation le plus près possible du col de la
vessie, parce que l'opiniâtreté de la dysurie me
persuadait qu'il restait un second obstacle à l'entrée du col de ce viscère, comme les observations
de *Latour,* de *Paillot,* de *Bienvenu* et de *Martial,*
m'en avaient fourni des exemples qui prouvent
que cette espèce de maladie peut n'exiger qu'UNE,
DEUX et au PLUS TROIS cautérisations. *Voy.* ch. IV,
IIe. vol.

J'étais loin de soupçonner que cet obstacle
consistait en un polype, comme je le prouverai
bientôt.

Les bougies ne dépassant plus l'obstacle (1),
et les douleurs hypogastriques faisant craindre
la funeste issue de l'inflammation de la vessie,
nous pratiquâmes d'un commun accord la on-

____

(1) Ce phénomène s'observe d'une manière inimaginable
dans le traitement des *fongus* de l'urètre et de la vessie.
(*Voyez* tom. II, chap. VI.)

zième cautérisation, qui n'apporta aucun chan-
gement dans la situation du malade, qui était
encore assez satisfaisante, relativement au temps
passé.

Le lendemain il éprouva un malaise général, il
perdit l'appétit; la vessie devint plus douloureuse
ainsi que l'urètre. Je ne pouvais plus lui dissi-
muler l'idée d'inflammation de la vessie, sur laquelle je dus motiver la suspension des cautérisations et l'application de quinze sangsues au
périné, dont l'effet fut prolongé par un bain de
siège. Quoiqu'il prît chaque jour un bain entier,
les urines, qui jusqu'alors n'avaient été que
troubles, devinrent sanguinolentes. Dès le cinquième jour de ces accidens inflammatoires, la
fièvre ayant diminué d'intensité ainsi que les
souffrances, je tentai inutilement de dilater l'urètre avec une bougie emplastique des plus fines.
Le soir le malade prit une tasse de bouillon avec
plaisir. Le lendemain, sixième jour, un bain
entier calma beaucoup ses douleurs; un bain de
siège lui procura une meilleure nuit; mais il
n'urina pas mieux. Le septième jour, il voulut
prendre une soupe avec un jaune d'œuf, il la di-
géra mal. Il se baigna encore, pour se préparer
à la douzième cautérisation, qui eut lieu le 23
juillet, au moyen d'une bougie armée à la manière de Hunter perfectionnée, parce que la

sonde exploratrice fournissait à peine l'indice du canal. Le jour même de l'opération et les suivans, il urina avec moins de douleur.

L'empreinte du 25 ayant une pointe qui s'étendait de 7 pouces 5 lignes à 7 pouces 7 lignes, je pus pratiquer la treizième cautérisation avec le petit porte-caustique de Ducamp. Le malade se trouvant mieux, eut de l'appétit, mais il mangea trop. L'inflammation de la vessie se renouvella avec fièvre pendant cinq jours, malgré un régime sévère et un bain chaque jour. La goutte affecta gravement le genou gauche, puis ensuite le genou droit et la main droite. Le malade rendit spontanément du sang par l'urètre, et n'en dormit que mieux, quoique les envies d'uriner revinssent toutes les heures et demie. Le 3ᵉ juillet la sonde exploratrice de 3 lignes de diamètre, fit reconnaître que l'urètre était parfaitement dilaté jusqu'à 7 pouces 6 lignes, mais que la pointe était toujours aplatie à droite : en terminant la quatorzième cautérisation, le gros porte-caustique de Ducamp rapporta une masse cautérisée d'un bout, arrondie et évidemment charnue de l'autre, de 7 à 8 lignes de longueur, sur 1 ligne et un tiers de largeur. En la touchant elle se vida à l'instant d'une sérosité sanguinolente qu'elle contenait.

Du 1ᵉʳ au 4 août, la goutte diminua aux genoux

et augmenta d'intensité au poignet droit : les symptômes de la cystite se compliquèrent de symptômes gastriques ; la langue devint plus rouge sur ses bords, jaune et sèche dans son centre.

Une soif ardente et l'habitude des boissons agréables lui firent abuser de la limonade. Ces diverses complications s'aggravèrent jusqu'au 7 août, jour auquel le malade crut avoir une rétention d'urine, parce qu'il n'en avait pas plutôt rendu quelques gouttes, qu'il était tourmenté de nouvelles envies d'uriner. Des bougies et des sondes fines furent également inutiles. Je me déterminai donc à pénétrer dans la vessie, avec la sonde d'argent conique de M. Boyer, dans la conviction qu'avec les précautions connues, je lui ferais sûrement suivre le canal dans les 6 à 8 lignes au plus qu'il me restait à élargir.

Ce qui ne m'avait paru d'abord que difficile, me devint bientôt impossible. Elle fut arrêtée bien en deçà du lieu où j'avais pris une empreinte de 3 lignes. Il me parut d'autant plus naturel de penser qu'elle avait pu rencontrer une escarrhe, que nous n'avions pas vu sortir celle de la dernière cautérisation. Je la retirai les yeux bouchés par des caillots de sang que j'en fis sortir par un courant d'eau. Me rappelant que le malade avait rendu du sang quelques jours auparavant, je dus croire que je voyais des caillots formés dans l'urètre. Je fis donc de nouvelles tentatives pour arriver successivement dans la vessie ; la troisième me réussit ; mais n'ayant donné issue qu'à deux onces d'urine boueuse comme de la lie de vin rouge, je fis remarquer au malade et à sa garde que les fréquentes envies d'uriner étaient plutôt causées par l'âcreté des urines que par la quantité retenue dans la vessie : que, puisque je m'étais rendu maître du passage, je soulagerais le malade à volonté ; mais qu'il était bien important d'éviter, autant que possible, les attouchemens de parties aussi enflammées, puisqu'il était démontré qu'il n'y avait pas rétention d'urine véritable.

Je n'eus pas plutôt quitté le malade qu'il me fit appeler ; toutes les représentations que je lui fis furent inutiles ; il fallut me soumettre à employer de nouveau la sonde. Soulagez-moi donc, me répétait-il sans cesse.

Que pouvais-je refuser à un malade dont je commençais à désespérer ? Quelque parfait que fût mon dévouement, il me fut impossible d'introduire la sonde jusque dans la vessie ! Mais pour ne pas lui communiquer la crainte que j'avais sur la cause d'un si triste désappointement, je patientai dans l'opération de la manière la plus douce possible. Ne remarquant aucun succès, je retirai la sonde. Elle contenait un corps vermiculaire très-rouge, que je pris encore pour un caillot de sang façonné dans le canal de l'instrument. Observé dans un vase rempli d'eau, il avait deux lignes faibles de largeur et cinq pouces de longueur. Une seconde tentative me parut plus facile ; elle m'étonna davantage lorsque je vis sortir encore de la sonde un corps pareil, ne colorant pas plus l'eau que le premier. Vinrent ensuite des fragmens irréguliers que je prenais encore pour de la fibrine ; mais lorsqu'en moins d'une minute, il en fut sorti huit pouces de longueur, et qu'immédiatement après l'extraction de ces corps singuliers, il sortait à peine du sang par le méat urinaire, je fus forcé de convenir que je n'avais jamais vu des choses si étranges.

Enfin, la sonde étant parvenue une seconde fois dans la vessie, ne donna issue qu'à une once d'urine trouble et encore très-fétide. J'employai deux heures consécutives à sonder, à laver l'instrument et à recueillir les débris d'une maladie qui intéressait si grandement l'humanité et mon honneur.

Quoique je n'eusse rencontré que quatre fois des fongus de la vessie, tous altérés par la longueur de la maladie qui avait entraîné les malades au tombeau, je me souvenais que Bichat en avait vu beaucoup, et que tous les auteurs qui ont écrit *ex professo* sur les maladies des voies urinaires, en parlent comme de maladies incurables. Que pouvais-je donc espérer d'un malade qui, dans un âge avancé, réunissait trois maladies chroniques redevenues aiguës en même temps ?

Il avait trop de jugement pour se faire illusion. Son courage l'abandonna rarement; mais quoique l'état de sa vessie se fût beaucoup amélioré pendant les six jours que ses urines sortirent librement, les forces vitales s'éteignirent le 16 août 1825.

Autopsie (1)

Après avoir isolé la vessie au moyen d'une section des os pubis, l'urètre fut incisé par sa paroi inférieure, tant pour abréger notre opération, que pour conserver mieux les rapports des os avec les parties molles.

La portion spongieuse de l'urètre n'offrit rien de remarquable que quelques légères traces d'une inflammation que j'appellerai chronique,

---

(1) MM. les docteurs Brisset et Maingault, invités à assister à l'autopsie qui devait avoir lieu le 17 août, à 6 heures du matin, ne s'y rendirent que trop tard. Les cérémonies funèbres me forcèrent de la faire à sept heures, assisté seulement de M. Robert, élève surnuméraire de l'hôpital Beaujon, et du lieutenant-général R..., ami du défunt.

parce qu'elle ne s'était jamais manifestée lors du passage des instrumens employés au traitement de la maladie située au delà de 6 pouces 6 lignes. La partie membraneuse ne présenta de remarquable qu'une couleur particulière et le poli d'une cicatrice régulière, comme la pièce anatomique que j'ai l'honneur de vous présenter, Messieurs, le prouva évidemment (1).

La portion prostatique nous fit aussitôt distinguer un corps sphérique, brunâtre, traversé par des vaisseaux sanguins et d'une consistance mollasse, de 6 lignes de diamètre, logé en partie dans l'urètre, et plus de la moitié dans une cavité demi-sphérique résultant de la pression exercée par la tumeur sur le côté droit de l'urètre. *Ce tubercule était assez adhérent au bord de la cavité pour ne laisser aucun doute aux assistans sur son implantation et sa nature polypeuse.* Le reste de cette portion de l'urètre ne me parut altérée que par sa couleur inflammatoire, semblable à celle de la membrane interne de la vessie. Il en était de même du col de ce viscère

Pour nous rendre raison de la prodigieuse

---

(1) Cette 1re Observation fut lue le 8 janvier 1827, à l'Académie des Sciences, qui la jugea digne d'être examinée par des commissaires. MM. Pelletan et Boyer furent nommés. La lenteur qu'ils ont mise à faire leur rapport, m'a porté à en appeler à la justice du public.

quantité de carnosités vermiculaires et membraniformes que nous avions vues sortir , et pour
nous convaincre qu'il existait réellement un
deuxième polype dans la vessie , nous incisâmes
largement ce viscère. Nous trouvâmes en effet
dans sa cavité, à 12 ou 15 lignes de son col et un
peu à gauche , le pédicule d'un polype détruit
par la sonde et dont il ne restait que 3 lignes
d'élévation et autant de largeur, tout-à-fait analogue au premier. Dès-lors nous conçûmes bien
qu'une partie du polype de l'urètre s'étant trouvée
poussée par l'action végétative vers le col de la
vessie , avait pris la forme vermiculaire dans la
portion prostatique de l'urètre , et s'était déve-
loppée ainsi plus ou moins dans la vessie. Que
d'un autre côté celui de la vessie, également pé-
diculé , avait pu fournir des végétations analogues et les autres portions membraneuses dont
la capacité de la vessie avait pu faciliter le déve-
loppement. La double existence de ces corps
admet également cette double explication. Il
n'appartiendra qu'à l'expérience de les faire pré-
valoir. La macération pendant deux jours dans
le chlorure de chaux , et plus encore les mani-
pulations nécessaires pour dégraisser les os pubis
firent détacher le pédicule (1).

---

(1) Un autre inconvénient de la macération, c'est de ra-

2

Une autre chose remarquable, et qui m'eût rendu inconsolable sur la perte de ce malade, si je n'eusse été arraché au chagrin qu'elle me causa, par la certitude qu'elle sauvera la vie à un grand nombre d'autres, c'est le peu d'altération que j'ai trouvé dans les parois de la vessie *huit jours seulement après avoir détruit l'obstacle qui s'opposait à l'expulsion de l'urine.* Oui, je ne pourrai trop le répéter : il est un grand nombre de catarrhes de la vessie, qui ne restent incurables que parce que les médecins en ignorent la cause, ou la combattent trop tard !

L'estomac nous présenta deux points très-enflammés, avec épaississement ancien de ses membranes. Nous avions de la peine à expliquer une inflammation de cette nature par l'abus de la limonade : mais les amis du défunt nous ont assuré qu'au lieu de guérir le catarrhe de sa vessie, le purgatif de Leroi avait détérioré l'estomac du général D***, plus d'un an avant sa mort.

En réfléchissant sur les nombreuses modifications que présentent les maladies dans leur état

---

cornir les tissus et de les décolorer : ce phénomène a effacé presqu'entièrement en quinze jours la cavité qui avoisinait l'implantation du polype de l'urètre, et a rendu plus difficile la démonstration la plus importante.

primitif, dans leur accroissement, dans leurs diffé-
rentes terminaisons , soit qu'elles aient été aban-
données à elles-mêmes, soit qu'elles aient été
altérées dans leur cours par divers traitemens,
vous concevrez sans peine, que si celle dont je
viens de vous entretenir s'est terminée par la
mort, il y en a beaucoup d'autres exemples qui
promettent au médecin d'heureuses compensa-
tions dans le traitement d'une maladie, qui ne
sera plus que bien rarement incurable.

DEUXIÈME OBSERVATION.

Polype de l'urètre, sans aucune complication.

M. S**** , lieutenant adjudant de place à C...
âgé de 41 ans , était affecté de dysurie depuis
9 ans , lorsqu'il vint se confier à mes soins , le
4 octobre 1825. Nombre de fois il avait été me-
nacé de rétention complète , par une lenteur
trop prolongée à rendre ses urines ; d'autres fois
il éprouvait une incontinence partielle. Il attri-
buait sa maladie à des injections qu'on lui fit
après son retour de la campagne de Russie, dans
l'intention de guérir une blénorrhée qui durait
depuis onze années. En effet , quelques semaines
après les avoir mises en usage , il n'urina que

goutte à goutte, avec des douleurs de vessie insupportables, accompagnée de ténesmes. Le moindre excès en boisson l'obligeait d'uriner à chaque instant. Une chose bien digne de méditation dans l'étude des maladies de ce genre, c'est que ce tourment passait quelquefois brusquement et revenait de même.

La première recherche que je fis sur l'urètre, avec une sonde exploratrice de Ducamp, du n° 8, (2 lignes et demie de diamètre ou 6 millimètres) m'indiqua que ce canal n'était pas obstrué jusqu'à 7 pouces, mais qu'à 7 pouces 3 lignes il ne conservait qu'un tiers de ligne de diamètre près de sa paroi supérieure. Après un bain et deux jours de repos, une bougie n.° 2 passa dans la vessie ; les douleurs commencèrent à diminuer, et le jet d'urine augmenta.

Le troisième jour du traitement, la sonde exploratrice se trouva déprimée de 6 pouces 9 lignes à 7 pouces, où le diamètre du canal n'était que d'une ligne et demie ; tandis que trois jours auparavant le diamètre était véritablement de trois lignes (1). Une autre particularité re-

---

(1) Cette observation prouvera combien il est important de prendre ses mesures avec le plus grand soin et de les écrire avec précision ; car *cette variation* SEULE fut pour moi un

marquable dans cette empreinte, c'est que la pointe indiquait *le canal en bas*, contradictoirement à la première empreinte.

L'expérience m'avait déjà appris qu'il existe des carnosités flottantes dans le canal de l'urètre ; c'est pourquoi je n'hésitai pas un instant à employer la sonde d'argent qui m'avait si bien servi chez le général DARSONVAL. Après une légère secousse, elle pénétra dans la vessie et fit sortir : 1.° une carnosité de 3 pouces 2 lignes de longueur et d'une ligne de largeur, dont une des extrémités était bifurquée. 2.° Un fragment de 9 à 10 lignes de longueur, et un autre très-petit, également rougeâtres. Le soir, une nouvelle empreinte à 6 pouces 9 lignes, indiqua par sa pointe, d'une ligne et demie d'épaisseur, que *le canal était situé en haut*, et rétréci par un bourrelet en bas. La même sonde frotta l'obstacle en passant dans la vessie, évacua l'urine que le malade avait laissé accumuler à dessein pendant 3 heures, mais elle ne détacha que deux lambeaux, d'une ligne chacun.

Le quatrième jour, l'empreinte indiqua en-

---

signe que l'urètre contenait dans cet endroit *quelque chose de mobile*, qui n'était pas une escarrhe, puisque *je n'avais pas encore cautérisé.*

core le *canal en bas*, contradictoirement *à la précédente* et *à la première du traitement*. J'eus de nouveau recours à la sonde d'argent, qui fit sortir deux petits lambeaux de carnosités, et qui, à la deuxième tentative, pénétra dans la vessie sans rien produire de particulier.

Le cinquième jour, la sonde ne pénétra pas aussi facilement dans la vessie; mais l'urine cessa de présenter une légère teinte de sang et de petits lambeaux comme à l'ordinaire; seulement en ramenant les yeux de cette sonde sur le pédicule du polype, ils se chargèrent de deux petits fragmens.

Le sixième jour, l'empreinte, toujours de même grosseur, présenta, à 7 pouces 6 lignes, une bifurcation à droite, qui indiquait le lieu de l'implantation des polypes. La sonde en détacha deux fragmens qui avaient environ 1 pouce 6 lignes de longueur et une et quart de largeur.

Les deux jours suivans, le malade urina si bien qu'il se croyait déjà guéri. En effet, ses urines étaient devenues transparentes, leur jet fort et bien arqué; ses douleurs avaient disparu; la sonde passa chaque jour deux fois dans la vessie, et ne fit sortir que de très-petites brides filiformes. Le contentement du malade fut porté à son comble.

Le onzième jour, une nouvelle empreinte fut

déprimée à 7 pouces, à gauche, en bas et principalement à droite, où paraissait être la base des végétations. J'y pratiquai la première cautérisation : non seulement le malade urina mieux le même jour, mais encore les deux jours suivans. Le troisième jour de la cautérisation, espérant avec ma sonde charger l'escarrhe ou quelques fragmens de brides qui paraissaient être la cause de la diminution du jet d'urine, je fus très-étonné de ne pouvoir approcher de la vessie. Comme je l'avais présumé d'avance, dès que j'eus retiré la sonde, une nouvelle empreinte indiqua un gros bourrelet, situé à 6 *pouces* 8 *lignes*, c'est-à-dire, 4 lignes plus près du méat urinaire que le point cautérisé légèrement à 7 pouces. J'employai si bien la sonde de Ducamp, qu'elle rapporta une portion de carnosité ayant 8 pouces de longueur sur 2 lignes de largeur (1). Néan-

---

(1) D'après les différens essais que j'ai faits jusqu'à présent pour conserver la couleur et principalement les formes *de ces carnosités* qui ont peu d'épaisseur, je donne la préférence à la dessiccation sur du papier blanc, avec la précaution de les étendre dans les formes que l'on ne distingue très bien que dans l'eau ; car le raccourcissement qui résulte de la contractilité organique et de l'action de l'air, en altère les embranchemens et les rend friables au moindre froissement du papier :

moins , je ne pus la faire parvenir dans la vessie, ni le lendemain ! Tandis qu'une sonde exploratrice d'une demi-ligne plus grosse y passa deux fois.

Un refroidissement accidentel et en partie volontaire, peut-être encore la commotion morale qui dut résulter d'un pareil désappointement pour un père sensible et infortuné, lui occasionèrent une fièvre muqueuse pulmonaire qui dura trois jours. Cette fièvre intermittente quotidienne ne l'empêcha pas de désirer les autres opérations qui devaient débarrasser totalement son canal. Celle que je lui fis le douzième jour, donna issue à trois fragmens dont le plus court avait un pouce de longueur, et le plus long deux pouces. Le passage de la sonde dans la vessie fit croire de nouveau que le canal était libre. Le fait

---

le moyen d'éviter, autant que possible , ce désagrément, c'est de les laver à plusieurs reprises avec une petite seringue, jusqu'à la dessiccation complète, afin de leur ôter, autant que possible , la partie rouge du sang qui augmente de beaucoup leur fragilité.

La gomme dont on peut aussi les couvrir aura encore l'inconvénient de faire croire à une plus grande quantité de *portie jaune* qui se rencontre pourtant quelquefois *diversement mélangée, comme mon Recueil d'observations le prouvera.*

est que le troisième jour il se trouva de nouveau bouché par un fragment de 5 pouces 6 lignes de longueur , et semblable au plus grand pour la grosseur ; plus , deux autres fragmens formant 3 pouces de longueur, un peu plus étroits que les autres. Cette dernière circonstance explique la sortie par l'urètre d'une certaine quantité de sérosité sanguinolente, qui cesse lorsqu'on en a extrait les corps vermiculaires.

Le quatorzième jour, je fis l'extraction d'un fragment de 3 pouces , bifurqué à l'une de ses extrémités; le quinzième jour, d'*un de 5 pouces* et *un de 4 pouces*, puis deux fragmens de 2 *pouces*, un autre d'*un pouce;* tous à-peu-près de la même grosseur, et encore un autre n'ayant qu'*une ligne de largeur sur* 18 *lignes de longueur.*

Après cinq jours de repos nécessités par une nouvelle fièvre muqueuse et peut-être par l'activité d'un traitement que le malade hâtait de tous ses vœux, les vingt-unième et vingt-deuxième jours, je trouvai encore dans l'urètre quatre fragmens moins considérables. Le trentième, je fis la deuxième cautérisation sur les bases des excroissances. Cette opération fit tomber une escarrhe puriforme de 2 lignes d'épaisseur et de 3 à 4 lignes de longueur.

Dès-lors je dus pratiquer trois autres cautérisations sur les racines du mal, qui fut détruit à tel point qu'une sonde exploratrice de 3 lignes de diamètre pût séjourner sur le lieu de leur implantation sans y éprouver la moindre altération.

Tel était l'état où se trouvait M. S***., le 19 novembre 1825, jour où il quitta ma maison de santé pour retourner à son poste.

Mes espérances n'ont point été trompées ; le 13 décembre 1826, il m'apprit qu'il urinait aussi bien que lorsqu'il m'avait quitté ; qu'après avoir cessé l'usage des bougies depuis six mois, il en avait fait parvenir une de 2 lignes et demie dans la vessie, sans rencontrer le moindre obstacle, et que sa santé était parfaite.

TROISIÈME OBSERVATION.

Catarrhe vésical causé par un polype de l'urètre, sans cause vénérienne : guéri par quinze cautérisations en cinquante jours de traitement.

Le 5 août 1826, M. Lamoureux, âgé de 50 ans, vint me consulter pour un catarrhe vésical qui le tourmentait depuis plus de dix ans. Il réunissait en effet tous les symptômes les plus graves de cette terrible maladie. La plus grande partie du temps, il urinait goutte à goutte, quelquefois par un jet très-délié, qui était subitement interrompu. Pendant le jour l'émission des urines avait lieu de quatre en quatre heures, et dans la nuit de deux en deux heures. Son sommeil était encore troublé par une incontinence d'urine très-désagréable. Les urines étaient fétides, fortement ammoniacales ; elles contenaient beaucoup de glaires jaunâtres, qui équivalaient quelquefois au sixième de l'urine évacuée. L'inflammation de la vessie avait été portée au point de causer plusieurs fois de la fièvre, et de nécessiter diverses applications de sangsues au périné.

En remontant à l'origine d'une si affreuse maladie, il m'apprit qu'il n'avait jamais eu de maladie vénérienne, mais seulement en 1812 un suintement muqueux qui ne dura que huit jours, quoiqu'on ne lui eût opposé aucun remède. Jamais son médecin ordinaire ne lui avait proposé ni sonde, ni bougie, parce que plusieurs fois il était parvenu à le soulager au moyen des sangsues et de la *banale eau de gomme ;* qu'en 1825, déjà affecté depuis plusieurs années des symptômes ci-dessus, il consulta M. le professeur Dupuytren, qui lui prescrivit encore de l'eau de gomme et des pilules de térébenthine, *sans lui proposer de le sonder.*

Cette négligence fut aussi malheureuse pour

la science que pour le malade ; car celui-ci ne fut nullement soulagé, et l'art y perdit l'autorité d'un grand nom, pour persuader aux médecins français qu'ils ignorent généralement le moyen efficace de guérir la plupart des catarrhes de la vessie.

Quoi qu'il en soit, M. Lamoureux, las de prendre des remèdes, que son bon sens reconnaissait insignifians, s'en plaignit à son médecin ordinaire, qui avait appris depuis peu que je savais guérir des maladies reputées incurables, et lui conseilla de se confier à mes soins. Je vais donc rendre compte de l'analyse du traitement que je lui fis.

Le premier jour, une bougie emplastique d'une ligne ne parvint qu'à 6 pouces ; mais une autre de moitié plus petite (demi-ligne), ne fut arrêtée qu'à 7 pouces 3 lignes. Une sonde exploratrice n° 6 (choisie aussi fine, à cause de l'inflammation de l'urètre) indiqua que ce canal avait deux tiers de ligne de diamètre à 6 pouces.

Le deuxième jour, après un bain de siège, la même bougie, qui le matin s'était encore arrêtée à 6 pouces, pénétra dans la vessie et revint un peu *sanguinolente*.

Le troisième jour, la bougie du soir détacha une bride filiforme de 5 lignes de longueur et une de 3 lignes.

Les quatrième et cinquième jour, aucune bougie ne put traverser le rétrécissement.

Le sixième, une deuxième empreinte indiqua une ligne et demie de canal à six pouces du méat urinaire, et le soir, je fis passer dans la vessie une bougie du même volume.

Le septième jour de ce traitement préparatoire, la même bougie ayant pénétré aussi facilement dans la vessie, je pratiquai la première cautérisation à 6 pouces, avec mon plus petit porte-caustique. Ce malade, *très-nerveux et très-affaibli*, éprouva presque une défaillance dans la journée, passa cependant la nuit mieux que de coutume, et se trouva très-bien le lendemain. Les huitième et neuvième jours, les urines contenaient déja moins de glaires; l'escarrhe incomplétement détachée fit varier le jet de l'urine et empêcha les bougies de pénétrer dans la vessie.

Le dixième jour, l'empreinte à 6 pouces avait 1 ligne deux tiers; la pointe à 6 pouces 3 lignes indiquant des végétations en haut, sur lesquelles j'appliquai la seconde cautérisation; la troisième fut pratiquée à 6 pouces 3 lignes.

Le douzième jour du traitement, le porte-caustique rapporta une escarrhe d'une demi-ligne d'épaisseur, de 4 lignes de longueur avec une base d'une ligne et demie.

Le quinzième, je pratiquai à 6 pouces 6 lignes

la quatrième cautérisation , qui fut déja suivie d'une grande diminution dans la quantité de glaires. La cinquième, faite à 6 pouces 9 lignes sur un bourrelet situé en bas, fut suivie d'un effet si heureux que les glaires disparurent totalement deux jours après cette opération.

Le malade qui, à son arrivée dans ma maison de santé, pouvait à peine marcher, voyagea dans Paris, à pied et en voiture, toute la journée sans être très-fatigué.

La sixième cautérisation fut faite à 7 pouces, encore en bas. Dès-lors, plus de dépôt dans l'urine ; bon sommeil ; plus de souffrances dans la vessie ; exercice prolongé sans fatigue.

Le vingt-unième jour, devant m'assurer qu'il n'existait pas de calcul dans la vessie , j'employai une sonde d'argent d'une ligne et demie , avant de pénétrer dans la vessie , elle détacha une carnosité filiforme de 4 lignes de longueur. Le soir, je pratiquai la septième cautérisation. Deux jours après , en cautérisant à 7 pouces 3 lignes, où se trouvait une carnosité en forme de massue, mon porte-caustique la rapporta cautérisée; elle avait 6 lignes de longueur. Je fus obligé de faire la neuvième cautérisation à 7 pouces 1 ligne, où s'implantaient auparavant les carnosités en partie détruites. Il en fut de même à 7 pouces 6 lignes, où j'appliquai la dixième cautérisation. L'instrument rapporta encore cette fois une escarrhe fibreuse de 2 lig. carrées.

Le trente-unième jour du traitement (6 septembre) voulant dilater un peu l'urètre avec une bougie de 2 lignes seulement, elle ne parvint qu'à 7 pouces 8 lignes sans pénétrer dans la vessie : il en fut de même de la sonde d'argent qui, dix jours auparavant, était entrée assez facilement dans ce viscère (1). Quoique j'eusse fait plusieurs petites tentatives pour charger ma sonde, elle ne rapporta rien. L'urètre était encore embarrassé de beaucoup de corps étrangers et cependant le jet de l'urine était toujours très-fort ; la vessie se vidait complètement, puisque le malade put passer toute la nuit sans uriner. Le trente-troisième jour, une bougie conique en gomme élastique, bien choisie, ne pénétrant pas dans la courbure de l'urètre, j'eus recours à mon *extracteur des carnosités*. Dans ma première opération, il en rapporta un fragment rouge et dur, de la grosseur d'un grain de chénevis. Dans la deuxième opération, après avoir éprouvé deux secousses, il pénétra dans la vessie ; une bride filiforme sortit d'abord avec l'urine,

---

(1) Cette espèce d'insuccès de la part du même opérateur, mérite d'être médité, parce qu'il doit contribuer à préciser les signes qui indiqueront la présence de carnosités flottantes dans l'urètre près du col de la vessie.

mais je remarquai que cette dernière ne sortait qu'à moitié du calibre de cette sonde ; ce phénomène était dû à deux fragmens très-durs, d'une texture analogue au premier sorti.

Le trente-deuxième jour, l'empreinte m'ayant indiqué, à 7 pouces 6 lignes, des végétations irrégulières, surtout en bas, avec une pointe beaucoup plus grosse (quoique la veille le malade eût parcouru la ville à pied), j'y pratiquai la onzième cautérisation.

Le trente-cinquième jour, il restait en haut quelques végétations que je causérisai, de 7 pouces 5 lignes à 7 pouces 8 lignes. Le trente-sixième jour, je cautérisai un dernier bourrelet qui restait en bas à 7 pouces 9 lignes. Le lendemain il sortit des escarrhes qui parurent énormes au malade. Le surlendemain, l'empreinte, plus grosse dans toutes ses parties, ne présenta plus de bourrelet, près de sa pointe, qui se trouva à 8 pouces ; je fis la quatorzième cautérisation.

Le quarante-unième jour du traitement, l'empreinte n° 8 présentant un gros sillon en spirale, je pratiquai si bien la quinzième cautérisation, qu'une escarrhe irrégulière formait un bourrelet sur le cylindre du porte-caustique. Cette escarrhe avait 6 lignes de longueur et une ligne et demie de largeur.

Du quarante-troisième au quarante-huitième

jour, j'exerçai le malade à se servir de bougies-à-ventre destinées à entretenir la dilatation de l'urètre, que deux autres cautérisations (de sûreté contre les récidives) avaient rendue parfaite jusqu'à 3 lignes de diamètre.

Le cinquantième jour, convaincu de sa parfaite guérison, le malade voulut retourner dans sa famille.

QUATRIÈME OBSERVATION.

Exemple de carnosités chez un jeune homme n'ayant jamais exercé le coït, ni souffert des organes génitaux-urinaires. Destruction de ces carnosités par l'extracteur du D^r. Nicod, sans cautérisation : guérison prompte depuis un an.

Duval, âgé de 19 ans, vint me consulter le 14 août 1826, parce que, depuis un an auparavant, il s'était trouvé dans l'impossibilité d'uriner ; qu'après quelques efforts, l'urine sortit d'abord goutte à goutte, puis par un petit jet. Quelques jours après sa santé lui parut complètement rétablie.

Cette incommodité se reproduisit quatre à cinq fois dans l'espace de six mois. Dès-lors, pendant six mois consécutifs, ce phénomène ne

reparut plus; mais D. eut des alternatives de bien
et de mal dans l'émission de l'urine, et surtout
de plus fréquens besoins d'uriner, qui se renouve-
laient trois à quatre fois la nuit, et dix à douze
fois le jour, souvent d'une manière irrégulière.

Instruit par mon expérience particulière, j'employai d'abord une sonde d'argent du n° 3,
ayant les yeux alongés, de 5 lignes de long sur
1 de large; elle me persuada bientôt que la cause
de son incommodité consistait dans des carnosités qui l'empêchèrent de parvenir dans la vessie,
et dont un fragment confirma l'existence au
même instant. Le 18, j'employai une sonde exploratrice de Ducamp n° 8, qui pénétra dans la
vessie sans autre altération que celle qu'elle éprou-
ve dans l'homme sain. Néanmoins la sonde d'argent, *quoique beaucoup plus petite, n'y pénétra*
pas, mais elle rapporta deux autres fragmens.

Le 21, au moyen des mêmes opérations, j'ob-
tins un premier fragment ayant les deux extrémités d'environ 1 ligne de largeur sur 4 de longueur; après quoi il me fut possible d'introduire
dans la vessie une sonde exploratrice de 3 lignes
de diamètre (n° 9), sans pouvoir y faire pénétrer
la même sonde d'argent. Elle rapporta encore un
fragment de carnosité.

Le 26, même impossibilité de faire pénétrer
la sonde d'argent qui ne rapporta qu'une seule

goutte de sang; néanmoins la sonde exploratrice n° 9 pénétra dans la vessie; ainsi qu'une bougie-à-ventre de 3 lignes de diamètre.

Le 2 septembre, mon extracteur y pénétra facilement, et ne donna issue qu'à deux cuille-rées d'urine très-odorante. Une sonde exploratrice de 3 lignes faibles entra deux fois dans la vessie et en sortit avec beaucoup de facilité. Le malade ayant uriné six fois pendant la nuit précédente, je lui conseillai quatre jours de repos. Il ne re-vint chez moi que le 11, jour auquel mon instru-ment, après avoir passé dans la vessie, ne donna issue qu'à un fragment infiniment petit. Ne vou-lant pas cautériser l'implantation de ces carnosi-tés, pour mieux juger de leur disposition à repul-luler, dans un cas aussi intéressant pour l'art de guérir, et ayant égard à l'état de domesticité qui assujétissait ce malade à un travail journalier, je lui conseillai un repos de quelques semaines, avec d'autant plus de raison que les besoins d'uriner s'éloignaient de jour en jour.

Depuis plus d'un an rien n'annonce une re-chute, et ce qui me fait espérer qu'elle n'aura pas lieu, c'est l'observation de M. le major P . . . . dont je vais tracer l'analyse.

CINQUIÈME OBSERVATION.

*Exemple de bride chez un homme qui n'avait ja-
mais fait usage de sonde ni de bougie.*

M. le major P . . . , âgé de 49 ans, vint me
consulter le 24 mai 1825, et m'apprit qu'il était
tourmenté d'une si grande difficulté d'uriner,
qu'il ne doutait pas qu'il eût dans l'urètre un
obstacle analogue à celui d'un de ses camarades que
j'avais guéri radicalement, et qu'il n'avait jamais
fait usage de la sonde. J'employai une sonde exploratrice n° 10 (3 lignes de diamètre); elle parvint facilement jusqu'au-devant du col de la
vessie, puis elle y pénétra en sollicitant, comme
à l'ordinaire, des envies d'uriner. Sa pointe fut
altérée dans le lieu correspondant au côté droit
de l'urètre, de manière à me faire craindre une
affection du col de la vessie et de la vésicule
séminale du même côté, ce qui fut à l'instant
confirmé par le TOUCHER. La pression que j'exerçai sur le col de la vessie porta le malade à rendre
une demi-once d'urine, qui entraîna une bride
filiforme très-mince de 7 à 8 lignes de longueur;
plus, une membrane des plus ténues, pénétrée
par du sang dans l'étendue de trois lignes de
largeur, sur une longueur de plus d'un pouce. Ce

fut pour moi un nouvel indice de l'existence de polypes vésiculeux dans l'urètre.

Le 25, une sonde exploratrice de 3 lignes et demie de diamètre (n° 12), s'arrêta à 7 pouces 3 lignes du méat urinaire; sa pointe était déprimée en bas de manière à faire soupçonner un accroissement morbide du *vérumontanum*. Une pression très-forte, sans être douloureuse, fit prendre à la masse emplastique le diamètre de 4 lignes, sans faire pénétrer la sonde dans la vessie. Le malade ne rendit point de sang. J'employai une sonde exploratrice de 3 lignes seulement, dans l'idée de prendre une empreinte sur le *vérumontanum*; mais la plus légère pression la fit passer outre et parvenir dans la vessie. Je l'en fis sortir et l'y fis rentrer avec la même facilité, de manière à me persuader qu'il n'existait plus d'obstacle dans l'urètre. L'urine que le malade rendit contenait un filament rougeâtre qui fut bientôt suivi de deux bribes ayant 22 lignes de longueur et 1 ligne d'épaisseur, dont l'une saignante par un bout, et l'autre par les deux extrémités.

La troisième empreinte n'offrant que la forme que l'on remarque dans l'état naturel, je fus convaincu, 1° que la deuxième sonde exploratrice de 4 lignes avait rencontré la bride que j'avais rompue la veille seulement en partie, et qui, ne fournissant plus de sang le lendemain, avait pu être comprimée fortement sans faire saigner; tandis que la sonde plus petite avait pu passer plusieurs fois et dans le même instant sur des brides aussi minces avec des frottemens suffisans pour les rompre, comme leur apparition le démontrait. Ce phénomène deviendra moins étonnant si l'on considère que ces brides existaient sans engorgement de la membrane de l'urètre.

Le 26 mai, le malade m'apprit que, la veille au soir, il avait rendu quelque peu de sang pendant qu'il urinait, et que son linge en fut ensuite très-légèrement taché ; que d'ailleurs il ne souffrait qu'en urinant. Il rapportait ses douleurs au méat, circonstance qui m'indiqua qu'elles devaient être attribuées au contact inaccoutumé des instrumens.

Le 27, un peu moins de sensibilité que la veille. Le malade, habituellement très-affecté par l'influence de l'atmosphère, craignait davantage l'action des instrumens; aussi une sonde exploratrice, de 3 lignes seulement, se courba deux fois, et ne pénétra pas dans le col de la vessie extraordinairement contracté.

Le 30, la sonde sortit si régulière que je conçus déjà que l'on pourrait guérir sans cautérisation des brides parfaitement arrachées , comme il arrive pour certains polypes des fosses nasales.

(39)

Jusqu'au 3 juin, les dilatateurs et les sondes exploratrices de 3 lignes et demie que j'employai me confirmèrent dans l'idée de la guérison; mais pour ne pas renvoyer M^r le major à son régiment sans une santé parfaite, j'eus recours de jours à autres à de nouvelles explorations, qui ne m'apprirent rien, excepté qu'en laissant long-temps séjourner dans le col de la vessie une sonde exploratrice, elle s'y trouva tellement comprimée et altérée, qu'elle aurait pu en imposer à l'inexpérience, faire croire à un rétrécissement à l'entrée du col (où il en existe réellement quelques-uns) et porter à cautériser témérairement. Le moyen d'éviter une pareille méprise sera d'employer, comme moi, mon plus gros dilatateur, avec lequel je parvins au même instant dans la vessie. C'est ainsi que la guérison parfaite fut confirmée. Elle ne s'est pas démentie depuis deux ans.

Si je me fusse contenté d'employer des sondes exploratrices des n°s 6 et 7, comme le recommande Ducamp, et même du n° 8, comme on le pratiquait toujours dans l'ancienne école, des carnosités aussi minces eussent échappé à mes recherches, et par conséquent à leur destruction, qui en a été la suite naturelle. D'où j'établis le principe, qu'il faut se servir d'une sonde exploratrice dont le diamètre se rapproche le plus possible du canal, sans une vive douleur.

SIXIÈME OBSERVATION.

Exemple d'un malade qui détruisit les deux tiers de son polype, d'après le témoignage du docteur Duquenel : succès de deux cautérisations contre les récidives ; guérison d'un catarrhe vésical, causé par des fongus de l'urètre et de la vessie.

M. D., âgé de 68 ans, éprouva pendant deux à trois ans des besoins d'uriner qui devinrent successivement plus fréquens et plus douloureux, surtout pendant la nuit; quelquefois ils se renouvelaient toutes les demi-heures, et ce malade ne pouvait uriner qu'à genoux et dans des attitudes plus ou moins gênantes.

Le 8 février 1826, il éprouva après le dîner une première rétention d'urine, pour laquelle M. Duquenel, docteur en médecine à Compiègne, fut obligé de le sonder après avoir employé sans succès les sangsues et un bain. Quelque temps après, ayant parfaitement apprécié les symptômes d'une maladie, qui paraissait différer du catarrhe vésical, quoique le malade rendît constamment des urines glaireuses, il reconnut que la maladie de M. D. ne devait point être rangée dans la catégorie des catarrhes ordinaires, *parce que pour la première fois,* il avait observé certains corps

rougeâtres *membraniformes et différens de la fibrine.* L'impossibilité où il s'était trouvé de faire parvenir une sonde dans la vessie le porta à conseiller au
malade de se mettre dans un bain de siége, d'y garder la sonde le plus qu'il le pourrait, en cherchant
de temps en temps à la faire pénétrer dans la vessie. Cette sage réserve et cette bonne précaution
devront servir de règle à ceux qui n'ont pas une
grande habitude du cathétérisme ; le moyen réussit
au-delà de toute espérance. Le médecin prudent
s'en rapporta au malade pour les opérations ulté-
rieures , afin qu'il pût se soulager lui-même, chaque fois qu'il en aurait besoin. Dès-lors , on remar-
qua dans la sonde et dans les urines un grand nombre de fragmens membraneux que les yeux de la
sonde de gomme élastique détachaient irrégulière-
ment ; il s'ensuivit une amélioration notable dans
les souffrances du malade, quoique l'affaiblissement
fût porté au point d'obliger le malade à garder le
lit pendant plus d'un mois dans un état fébrile.

Ayant reconnu avec la sonde exploratrice de
Ducamp que, malgré l'introduction libre d'une sonde nº 8 dans la vessie , il existait encore des végétations dans l'urètre , je conçus qu'elles étaient la
principale cause du mal que l'on déplorait. Mon
instrument d'argent fit sortir de l'urètre des portions
membraneuses analogues à celles dont je viens de
parler. Le lendemain , il en détacha d'autres der-

rière le col de la vessie, et pour la première fois, le malade put vider en partie sa vessie sans la sonde. Nous convînmes avec M. le docteur Duquenel qu'il fallait continuer à détruire avec la sonde de gomme élastique, toutes les carnosités qui céderaient aux manœuvres nécessaires pour vider la vessie, et que, lorsqu'il cesserait d'en rendre, il viendrait à Paris, faire cautériser le lieu de l'implantation des carnosités polypeuses de l'urètre.

Le 24 avril, M. D. fut étonné d'avoir fait 19 lieues en diligence en neuf heures de temps sans éprouver un seul besoin d'uriner; après s'être reposé 24 heures en ma maison de campagne, je pris une empreinte à 7 p. 6 l. qui se trouva beaucoup moins déprimée en bas que celle que j'avais prise en présence du docteur Duquenel, un mois auparavant. Outre la dépression en bas, elle en présentait une autre en haut et à gauche : néanmoins une forte pression la fit parvenir dans la vessie; après quoi le malade vida presque entièrement ce viscère sans sonde. Le lendemain la vessie avait repris plus de ressort. Son appétit, ses forces augmentèrent en raison de son espérance.

Le 27, l'empreinte présenta les mêmes diamètres, et les mêmes altérations en haut et à gauche. J'y appliquai la première cautérisation avec le gros porte-caustique de Ducamp. Cependant il n'y eut rien de remarquable pendant toute la journée ni dans l'excrétion de l'urine, ni dans les douleurs. Le lendemain, il sortit quelques fragmens rougeâtres dont deux vraiment charnus, provenaient évidemment d'un endroit qui n'avait pas été cautérisé, et qui était plus rapproché du col de la vessie.

Le 3o, cette prévention fut changée en certitude par l'apparition d'autres fragmens qui sortirent par la sonde d'argent, et qui, à la vérité, avait pénétré dans la vessie. Cette circonstance me laissa la fâcheuse incertitude qu'il pouvait en exister et dans le canal de l'urètre et dans la vessie.

Le 1er mai, nouvelle empreinte à 6 p. 9 l.; toujours végétations en haut et à gauche ; deuxième cautérisation. Le porte-caustique rapporta une escharre mollasse : plusieurs autres escharres sortirent le jour suivant, et dès lors le malade urina moins souvent pendant le jour. Le 4, la sonde exploratrice du n° 10 étant passée dans la vessie sans altération, je ne m'occupai plus qu'à guérir le catarrhe de vessie par des injections au moyen d'une sonde de gomme élastique, qui servit encore à extraire quelques fongosités de l'intérieur de la vessie. Le 19 mai, sa santé était considérablement améliorée ; il put faire une lieue à pied ; l'urine se rapprochait de plus en plus de l'état naturel. Le 26, la guérison de l'urètre fut confirmée par une sonde exploratrice de 3 l. 1/2, qui passa dans la vessie sans altération ni douleur.

A l'exception de quelques petits fragmens fon-
gueux rougeâtres, où fibrineux, comme on vou-
dra les appeler, il ne restait plus de traces de maladie chez Monsieur D. Le repos qu'il prit dans
sa famille lui avait si bien réussi, que deux mois
suffirent pour lui donner un embonpoint dont il
n'avait jamais joui. Ainsi, ce n'est pas une erreur
de croire que, lors même qu'un catarrhe vésical
est accompagné de fongosités implantées dans ce
viscère, l'art ne puisse aujourd'hui dissiper presque constamment les symptômes d'une maladie si
souvent mortelle jusque dans ces derniers temps.

COROLLAIRE.

§ I. Une sécrétion surabondante de mucosités par
la membrane interne de la vessie, leur apparition
dans l'urine accompagnée d'une douleur quelquefois aiguë et constante, le plus souvent sourde et
irrégulière, ont fait donner le nom de CATARRHE
VÉSICAL à ce trouble des fonctions.

§ II. Le catarrhe aigu de la vessie est rare, en
général peu dangereux, quand il est simple. Dans
cette espèce, la résolution et la guérison s'opèrent
promptement.

§ III. Le catarrhe chronique beaucoup plus fré-
quent est aussi beaucoup plus dangereux. Le grand
nombre de décès qu'il cause a porté le médecin à
désespérer trop souvent de la guérison de son ma-

lade. De là la négligence des diverses causes de ce genre de maladies; et, pour dernière conséquence fâcheuse, un traitement banal presque toujours insuffisant (1).

§ IV. Comment une abondante boisson enleverait-elle une pierre ou encore un fongus de la vessie, causes si fréquentes de l'inflammation chronique de ce viscère? Serait-elle plus efficace contre les catarrhes qui sont la suite d'une obstruction de l'urètre et dont triomphe si bien la cautérisation, lorsqu'elle est judicieusement employée? Non sans doute.

§ V. Le catarrhe vésical n'est donc incurable que pour ceux qui n'en connaissent pas toutes les causes matérielles.

§ VI. Une longue pratique et l'analyse fourniront désormais, non seulement le moyen de les distinguer, mais encore ceux de les détruire. Bichat n'a désespéré de guérir les fongus de la vessie, que parce qu'il croyait impossible qu'on découvrît jamais sur l'homme vivant les signes qui pourraient

______

(1) Nous n'ignorons pas que beaucoup de médecins ont vu dissiper les mucosités de la vessie par un traitement interne, par l'usage des eaux minérales de Contrexeville (département de la Haute-Marne) et autres eaux analogues, bues à grandes doses; mais nous savons aussi que le plus grand nombre de ceux qui ont passé pour guéris, sont retombés malades dans la même année ou les années suivantes.

indiquer la nature de la maladie. Cependant nous en sommes arrivés là par l'usage attentif d'une sonde qui nous sert en même temps d'EXPLORA-TEUR et d'EXTRACTEUR. Le plus léger toucher peut faire distinguer une pierre d'un fongus dur , par un chirurgien judicieux. Celui qui manque de jugement ne devrait ni sonder, ni pratiquer la litothomie.

§ VII. Lorsqu'un fongus mou existe dans l'urètre , et même dans la vessie, il vient sans efforts , par la seule contractilité de la tunique musculaire, se placer dans les ouvertures de l'instrument; et si vous avez soin de fermer exactement avec le pouce le pavillon de la sonde, celle-ci vous rapportera une partie du fongus qui vous permettra d'en étudier la nature. C'est ainsi que par degrés nous sommes parvenus à connaître et à détruire plusieurs autres fongus, que ceux dont nous avons fait le sujet de ce mémoire (1).

----

(1) Deux jours après avoir lu ma première observation à l'Académie des Sciences, je fus offrir à M. Pelletan de lui montrer la pièce anatomique qui s'y rapporte ; il consentit à se réunir à M. Boyer pour l'examiner en même-temps : M. P*** ajouta que, malgré son grand âge, il n'avait jamais vu de polype dans l'urètre. Il en conclut avec raison que cette maladie devait être bien rare... Mais il n'en nia pas la possibilité.

Le lendemain je vis M. Boyer qui (oubliant tout à coup que j'avais été son élève favori, et que j'avais toujours joui de sa plus

Après avoir rendu de si grands services à la chirurgie française et à l'humanité, des professeurs de la Faculté de Médecine de Paris (qui ont tant à faire pour soutenir son ancienne illustration aux yeux des étrangers), que des membres de l'A-

---

parfaite estime), refusa d'examiner la pièce anatomique et tous les objets qui auraient pu dissiper son erreur, osa me dire « que je m'étais fait illusion ; qu'il n'y avait pas de polype dans l'urètre ; QUE JE VOULAIS TROMPER MES CONFRÈRES. »

Un tel propos tenu par celui que je respectai pendant plus de 20 ans , comme un second père , m'arracha des larmes , en me donnant la conviction qu'une blessure de l'amour-propre peut faire oublier les sentimens affectueux, et même ceux de probité.

(*Réponse à M. le professeur Boyer.*)

Les détails que j'ai donnés dans ma première observation me dispensent de m'appesantir sur votre première objection, parce que vous en avez mal entendu la lecture à l'Institut, puisque vous êtes déjà un peu sourd , et que vous avez refusé de la lire vous-même avec réflexion. Quant à la seconde , qu'il n'y a pas de polype, de fongus , dans l'urètre , je la trouve au moins aussi hasardée ; car elle tendrait à faire croire que les anciens n'ont rien vu, n'ont rien su, que ce que vous avez bien voulu admettre dans vos leçons et dans vos ouvrages. Parce que vous avez constamment comprimé, dilacéré , détruit des carnosités avec des bougies et des sondes, qui n'avaient que la moitié ou au plus les deux tiers du diamètre de l'urètre , sans vous apercevoir que vous combattiez plus souvent une chimère cadémie de Médecine réunissent des intrigues pour empêcher et retarder la propagation de nouvelles ressources contre les infirmités humaines !

NICOD,
Ancien Chirurgien en chef de l'hôpital Beaujon, etc....

qu'un ennemi réel, s'en suit-il que Ferri, Paré, Lemoine, etc., n'ont rien su de ce que vous avez refusé d'apprendre d'eux? Que penseront de votre assertion les Anglais qui possèdent dans les cabinets royaux plusieurs exemples de polypes de l'urètre, soit sur les côtés du vérumontanum, soit sur d'autres points du canal?... En France, que penseront les médecins qui ont vu rendre, avec les excrétions alvines, des tumeurs fongueuses ; ceux qui en ont trouvé implantées dans la cavité du tube intestinal, comme M. le baron Portal, premier médecin de Charles X ? Que diront enfin tous les malades que j'ai guéris de maladies que vous regardâtes comme incurables, parce que vous ignoriez la vraie cause et le traitement efficace ? Ceux-là même à qui je n'ai pu apporter qu'un grand soulagement à leurs maux, douteront-ils de l'existence des polypes mous, des fongus dans l'urètre ? Non, M. le professeur. Ils me sauront gré des efforts que j'ai faits pour les guérir; ils partageront, n'en doutez pas, l'indignation que m'a inspirée votre offense, et ils répéteront avec moi : Oui, certes il existe des fongus dans l'urètre, Nicod est incapable de tromper ses confrères, et il en fournira bien d'autres preuves !

FIN.